Dr AUDUBERT
DE LA SOCIÉTÉ FRANÇAISE DE LARYNGOLOGIE
D'OTOLOGIE ET RHINOLOGIE
DE LA SOCIÉTÉ DE MÉDECINE ET DE CHIRURGIE
DE BORDEAUX
MÉDECIN CONSULTANT A LUCHON

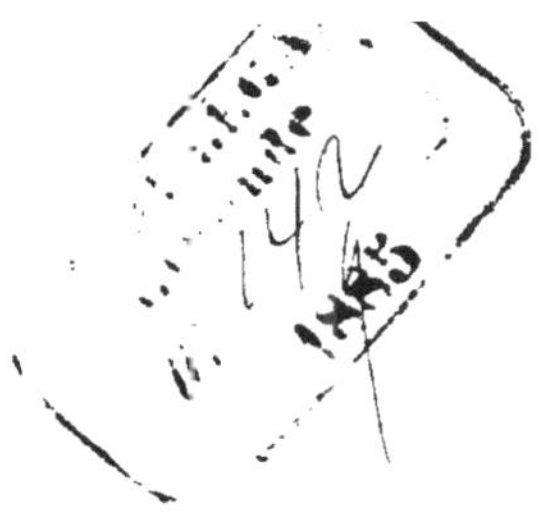

DE LA LARYNGITE TERTIAIRE ET DE SON TRAITEMENT PAR LES EAUX SULFUREUSES DE LUCHON

BORDEAUX
IMPRIMERIE G. GOUNOUILHOU
11 — rue Guiraude — 11
—
1895

DE LA

LARYNGITE TERTIAIRE

ET DE

SON TRAITEMENT PAR LES EAUX SULFUREUSES

DE LUCHON

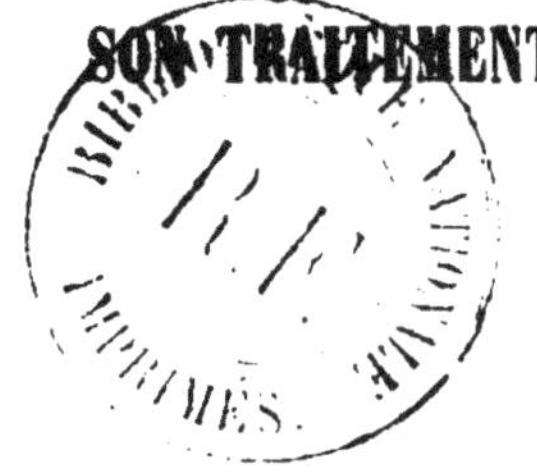

OUVRAGES DU MÊME AUTEUR

1° **Du point de côté dans la pleurésie.**

2° **Kyste de la bande ventriculaire gauche** *(Revue de Laryngologie, d'Otologie et de Rhinologie de Bordeaux).*

3° **Différents aspects d'épiglottes normales.** Paris, O. Doin, éditeur.

4° **Un cas de sténose laryngée.**

5° **De la pharyngo-laryngite sèche (ozène laryngien) et de son traitement aux eaux de Luchon.** Paris, O. Doin, éditeur.

DE LA

LARYNGITE TERTIAIRE

ET DE

SON TRAITEMENT

PAR LES

EAUX SULFUREUSES DE LUCHON

PAR

LE Dr AUDUBERT

MEMBRE DE LA SOCIÉTÉ FRANÇAISE DE LARYNGOLOGIE, D'OTOLOGIE
ET DE RHINOLOGIE
ET DE LA SOCIÉTÉ DE MÉDECINE ET DE CHIRURGIE
DE BORDEAUX

BORDEAUX

IMPRIMERIE G. GOUNOUILHOU

11 — RUE GUIRAUDE — 11

1895

Extrait des *Mémoires et Bulletins de la Société de Médecine et de Chirurgie* et du *Journal de Médecine de Bordeaux*.

DE LA

LARYNGITE TERTIAIRE

ET DE

SON TRAITEMENT PAR LES EAUX SULFUREUSES

DE LUCHON

La syphilis peut se manifester dans le larynx comme dans toute autre partie de l'organisme, aux différentes périodes secondaire et tertiaire. Les accidents de la dernière période sont : ou extra-laryngés quand ils occupent l'épiglotte ou les replis, ou intra-laryngés s'ils se développent dans l'intérieur de cet organe. Ces derniers sont assez rares et la littérature médicale n'en renferme qu'un nombre de cas assez restreint. Bien que les manifestations tertiaires du larynx aient été depuis quelques années l'objet de travaux importants de la part de Cartaz, Teissier, Moure, Gouguenheim, Castex en France; de Masséi, Cozzolino-Rottcher, Rothman, Hüne, Semon, Roof, à l'étranger, nous pensons qu'il n'est pas sans utilité de publier les cas intéressants et rares. Nous citerons parmi les publications faites dans ces dernières années, celles de Ramon de la Sota y Lastra, où nous trouvons la description de deux observations d'infiltration syphilitique laryngée ayant nécessité la trachéotomie; celles de Luc, de Schiffers (Soc. de Laryng. belge, 1892); celles de Virchow, qui signale un exemple avec perte totale de l'épiglotte (1893); celles de Baginski, d'Ewen Stabb et d'Irsal.

Les deux observations qui font l'objet de ce travail ont attiré notre attention par l'intensité des lésions, la répétition des accidents et par la rapidité avec laquelle ces accidents redoutables, qui menaçaient la vie de nos malades, se sont amendés dès que nous avons pu instituer le traitement sulfureux combiné au traitement mercuriel.

Ces faits nous démontrent que, chez certains malades, la syphilis laryngée peut, lorsqu'elle guérit, laisser à sa suite diverses lésions, telles que cicatrices, brides, sténose, mais que le larynx n'est qu'en état de guérison précaire et qu'il suffit de la moindre cause pour exposer de nouveau ces tissus à s'enflammer et à s'éroder. Chez ces malades, le traitement ne saurait être ni trop énergique ni trop prolongé.

Toutes les syphilis graves du larynx sont justiciables des sulfureux et chaque fois que des lésions étendues, soit de l'infiltration hyperémique, soit de l'infiltration gommeuse, ou de vastes ulcérations, ou des épaississements de la muqueuse, donneront lieu à de la gêne respiratoire, à moins que celle-ci ne menace la vie du malade et ne nécessite ou le tubage ou la trachéotomie, le praticien pourra envoyer son malade là où il aura la certitude de trouver des sources sulfurées sodiques, puissantes par leur minéralisation et leur température et une bonne installation. Il aura ainsi suivi les préceptes de nos maîtres Ricord et Fournier qui, en pareil cas, ont toujours conseillé les sulfureux.

Symptômes. — Dans le larynx, comme dans le pharynx ou tout autre organe, la syphilis tertiaire se présente, d'après Fournier, sous trois formes :

1° La forme d'infiltration inflammatoire diffuse;

2° La forme circonscrite ou gommeuse;

3° La forme scléro-gommeuse.

Cette classification n'a rien d'absolu; elle ne sert qu'à établir des lignes de démarcation entre les différentes étapes de l'affection.

L'infiltration et les gommes ont cela de commun qu'elles présentent histologiquement une prolifération de petites cellules arrondies et qu'elles montrent une grande tendance à se décomposer pour former des ulcérations.

Ces infiltrations, d'après Eppinger, sont produites par le virus syphilitique qui, situé dans le voisinage, viendrait infecter les parties directement en contact avec lui, ce qui expliquerait la fréquence des lésions au niveau des replis de l'épiglotte, de la paroi postérieure du larynx, les parties les plus exposées au frottement. Elles se présentent au laryngoscope sous la forme d'épaississements de couleur rouge sombre, lisses, légèrement mamelonnés. L'épiglotte prend la forme d'un gros bourrelet, ayant parfois l'aspect d'un museau de tanche (Fauvel). Les replis peuvent acquérir un développement considérable, les cordes vocales peuvent être assez épaissies pour rétrécir la glotte et déterminer des menaces de suffocation.

Cette tuméfaction de la muqueuse peut quelquefois donner lieu à de véritables végétations ou tumeurs papillaires (Krishaber, Cadier) qui, dans certains cas, acquièrent une consistance fibreuse, ainsi que Fournier et Lewin l'ont signalé.

L'infiltration peut être circonscrite et n'atteindre qu'une région, la corde vocale par exemple, ainsi que l'a signalé Sommerbrodt. Ce mode d'infiltration forme une transition entre l'infiltration diffuse et les gommes. Gottstein, du reste, n'hésite pas à considérer cette infiltration circonscrite comme une infiltration gommeuse.

Les gommes se développent dans le tissu sous-muqueux (Eppinger) ou musculaire et siègent le plus souvent sur l'épiglotte, les bandes ventriculaires et la région aryténoïdienne. Elles se montrent sous la forme mamelonnée, rondes, polies, de couleur rouge ou légèrement jaunâtre, tantôt sous forme de grosses nodosités isolées ou circonscrites, tantôt sous forme de petites nodosités, de la grosseur d'un grain de mil, situées très près les unes des autres et formant ce qu'on appelle « l'infiltration diffuse de caractère gommeux de Lewin ».

Comme les infiltrations, les gommes apparaissent ordinairement de trois à quatre ans après l'invasion, souvent plus tardivement, puisque Morell-Mackensie les a constatées vingt, trente et quarante ans après le début de l'affection.

Les gommes paraissent plus fréquentes chez l'homme que chez la femme; sur 5 observations rapportées par Morell-Mackensie, 4 fois elles se trouvaient chez des hommes; sur 9 malades du Dr Semon, on compte 7 hommes et 2 femmes. Les difficultés qu'on éprouve à faire disparaître les accidents laryngés chez les fumeurs nous font penser que cette fréquence de la syphilis chez l'homme est due à l'excès de tabac et même d'alcool. Nos deux observations viennent à l'appui de cette opinion; les deux sujets sont, en effet, tous deux fumeurs.

Nous savons que l'infiltration et les gommes ont une tendance à s'ulcérer. Superficielles quand elles sont consécutives à l'infiltration, les ulcérations sont profondes si elles sont occasionnées par les gommes.

Irrégulières, à bords aplatis et rouges dans le premier cas, elles ont une tendance à gagner en surface plutôt qu'en profondeur; leur fond est recouvert d'un enduit jaunâtre et crémeux. Moins étendues, mais plus profondes quand elles sont consécutives aux gommes, elles sont étroites, rondes ou ovalaires ; leurs bords taillés à pic forment un renflement considérable. Elles ont une tendance à attaquer le périchondre et le cartilage qui, privé de sang, ne tarde pas à se nécroser et à s'éliminer par un trajet fistuleux à la suite d'un abcès, tantôt dans le pharynx, tantôt dans le larynx ou à l'extérieur. L'expulsion d'un cartilage, quand elle est partielle et graduelle, peut ne pas entraîner de troubles sérieux. Gottstein cite le cas d'un syphilitique qui élimina son cartilage aryténoïde droit dans la rue, ce qui ne l'empêcha pas de continuer sa route et de vaquer à ses travaux.

Abandonnées à elles-mêmes, les ulcérations ont une tendance à guérir, souvent d'une façon exagérée, c'est à dire que la cicatrisation dépasse son but. En effet, pendant que le centre de l'ulcère reste inactif, les parties périphériques s'organisent, formant un tissu fibreux, rétractile, qui donne lieu à de véritables difformités laissant à peine un passage à l'air.

Tantôt ce sont des cloisons qui s'étendent horizontalement d'une corde à l'autre (Elsberg en a rapporté six cas), tantôt c'est une cicatrice circulaire, tantôt ce sont des membranes en forme de diaphragme au-dessous des cordes vocales. L'articulation crico-aryténoïdienne est raide et la corde correspondante peut être fixée d'une manière permanente en position immobile. Parfois, les cicatrices donnent naissance à de telles excroissances qu'il est impossible de reconnaître aucune des parties du larynx. Dans l'observation de Capart (fournie au Dr Fournier), le larynx présentait une forme d'entonnoir informe, tellement rétréci qu'on y passait à peine une plume de corbeau.

Le rétrécissement reconnaît d'autres causes, telles que l'œdème ou plutôt, pour employer le terme de Virchow, un état inflammatoire qui accompagne les ulcères de la périchondrite, l'infiltration diffuse et la laryngite hypoglottique décrite par Ziemmsen, Andral et Cruveilhier.

Les symptômes de syphilis tertiaire qui attirent tout d'abord l'attention sont les troubles ou modifications de la voix, qui présente une altération caractéristique : elle n'est pas éteinte et voilée comme dans la tuberculose, elle est rauque ; l'aphonie ne se présente que lorsqu'il y a de vastes ulcérations et des tissus cicatriciels ; la toux présente les mêmes caractères que la voix ; l'expectoration ne devient abondante que dans le cas d'ulcérations étendues, encore l'est-elle moins que dans la tuberculose et le cancer.

Les auteurs s'accordent à noter le peu d'intensité de la douleur ; les malades ressentent, en effet, plutôt une sensation de gêne, de chatouillement. La douleur *spontanée* est rare et, quand elle est occasionnée par des ulcérations profondes, elle est, sauf de rares exceptions, peu intense et accompagne surtout les mouvements de déglutition qui peuvent devenir pénibles lorsque ces ulcérations siègent sur l'épiglotte ou sur les replis ary-épiglottiques. La gêne respiratoire s'accentue à mesure que les lésions font des progrès ; elle peut déterminer de véritables accès de suffocation et tous les symptômes de l'œdème de la glotte. L'infiltration inflammatoire œdémateuse du larynx, qui est une des causes de la dyspnée, n'est pas rare à la troisième période ; elle a été signalée par divers auteurs, Schech, Turck, Kaposi, Virchow, Ziemmsen, Morell-Mackensie ; elle peut être assez violente pour rétrécir complètement l'orifice glottique. Mais les causes les plus fréquentes de la dyspnée sont les vastes ulcérations, la périchondrite, les végétations, les excroissances et la sténose due aux rétractions cicatricielles ; dans ces cas, les troubles respiratoires acquièrent une intensité en rapport avec l'étendue des lésions ; l'inspiration et l'expiration sont également gênées, sifflantes; il se produit du cornage et des accès de suffocation qui mettent la vie du malade en danger. Celui-ci, respirant mal, se nourrissant de même, maigrit et arrive parfois à un état cachectique analogue à celui de la tuberculose. L'air expiré présente une odeur fétide, moins prononcée toutefois que dans le cancer du larynx.

Diagnostic. — Le diagnostic des gommes est, en général, facile; on ne les confondra pas avec les néoplasmes qui sont irréguliers et se détachent franchement de la muqueuse, tandis que le nodule gommeux ne fait qu'une légère saillie sans solution de continuité avec la muqueuse environnante. On ne confondra pas non plus l'infiltration gommeuse avec la laryngite hypertrophique ou plastique, où l'épaississement est généralisé et dans laquelle on ne trouve jamais d'état inflammatoire.

A la période d'ulcération, on pourrait confondre la syphilis avec la tuberculose; il faudra se rappeler que les ulcérations tuberculeuses sont nombreuses, de forme ovalaire ou presque rondes, à bords aplatis et ramollis, superficielles et baignées de pus mal lié; elles présentent, ainsi que Schrœtter l'a signalé, un semis de points, de la grosseur d'une tête d'épingle, indiquant l'infiltration tuberculeuse. Les ulcérations spécifiques, au contraire, présentent un état inflammatoire plus accusé et des bords épaissis, indurés, taillés à pic. De forme irrégulière, le plus souvent uniques ou peu nombreuses, elles sont habituellement unilatérales, excepté pour l'épiglotte dont elles occupent le centre (Morell-Mackensie).

La marche des deux diathèses est différente : lente dans la phymie, elle évolue rapidement dans la syphilis; tandis que l'invasion procède de haut en bas dans la syphilis, elle marche, au contraire, de bas en haut dans la tuberculose. Leur siège varie également: tandis que celle-ci envahit plus particulièrement la muqueuse aryténoïdienne, les rubans vocaux, la face laryngée de l'épiglotte, la syphilis attaque de préférence la face linguale de l'épiglotte, les replis et la bande ventriculaire.

Quand l'œdème se présente dans la syphilis, il a un aspect tout différent de celui qui accompagne l'affection bacillaire; épais, rouge, de nature inflammatoire dans la première, il est pâle, blafard, mou, d'aspect gélatineux dans la seconde. Enfin, dans le cas de tuberculose, l'examen des poumons présentera des signes non douteux de cette affection; la recherche du bacille de Koch viendra, en dernier lieu, lever les doutes.

Il est parfois difficile de distinguer le cancer du larynx à son début d'une lésion syphilitique. Les caractères de la tumeur, l'œdème des parties voisines du néoplasme, les hémorragies, la fétidité de l'haleine, la salivation abondante et la forme irrégulière de l'ulcération carcinomateuse avec excroissance noueuse sur ses bords et son fond sanieux, sale, muco-purulent, avec bourgeonnement pâle, viendront éclairer le diagnostic.

Nous n'insisterons pas sur le diagnostic des cicatrices et des brides consécutives aux ulcérations syphilitiques, dont la nature et la forme tout à fait particulière n'appartiennent qu'à la syphilis.

Les deux observations suivantes, présentant des lésions multiples et rares de la période tertiaire de la syphilis, nous ont paru assez intéressantes pour être rapportées ici.

Observation I.

Lésions tertiaires multiples.

M. X..., sujet anglais, a habité les Indes, où il a contracté à trente-quatre ans la syphilis, dont les accidents ont évolué normalement, d'après les renseignements fournis par le malade. Sans antécédents héréditaires, nous n'avons à signaler parmi les antécédents morbides qu'une rougeole sans gravité. En somme, X... a été bien portant jusqu'au moment de l'apparition des premiers accidents. La période secondaire suit son évolution sans complication grave, avec le cortège des symptômes habituels : plaques muqueuses, roséole, céphalées nocturnes, etc.

Ce n'est que trois ans plus tard que survinrent les premières traces des accidents tertiaires sous forme de vastes ulcérations localisées aux jambes et dont nous trouvons encore les cicatrices; le larynx, à ce moment, ne fut pas atteint. Deux ans plus tard, nouvelle invasion du virus spécifique qui, en dehors des nombreuses régions où il produit ses ravages, se cantonne cette fois dans le larynx, où il détermine de la raucité de la voix d'abord, puis de l'aphonie, des douleurs de la déglutition et une certaine gêne respiratoire; ces phénomènes cédèrent après trois semaines au traitement spécifique qui fut appliqué.

Revenu à Londres, le malade présenta de nouveau et à plusieurs reprises, divers symptômes spécifiques qui, à chaque poussée, ne firent qu'accroître les altérations morbides du larynx, pendant que l'aphonie et la dyspnée s'accentuaient.

Malgré les soins les plus rigoureux et le traitement le plus énergique (proto et bi-iodure d'hydrargyre, iodures de potassium et de sodium, vapeurs mercurielles portées directement sur le larynx), M. X..., dont la santé s'ébranlait chaque jour de plus en plus, se décida, sur les conseils d'un praticien anglais, à venir faire une saison thermale à Luchon.

Quand nous le voyons la première fois en juillet 1894, c'est à dire dix ans après le début de l'infection, nous le trouvons pâle, anémié, cachectique.

A l'examen laryngoscopique, nous constatons l'intégrité du pharynx. Le larynx est fortement envahi; toute la partie gauche de l'épiglotte est détruite, déchiquetée, frangée, de couleur blanche nacrée; sa surface devient évasée à droite, où elle forme avec le repli ary-épiglottique un gros bourrelet informe, recouvert d'une vaste ulcération allongée; les bords de celle-ci sont irréguliers, épaissis, à liseré inflammatoire; le fond est granuleux, blafard, tapissé d'un liquide muco-purulent, assez abondant pour obliger fréquemment le malade à expectorer. La région aryténoïdienne est gonflée, bosselée. La bande ventriculaire droite, épaissie, est envahie dans sa partie externe par l'ulcération. La muqueuse sous-glottique droite est œdématiée et forme une saillie lisse et rouge. Pendant l'inspiration et la phonation, la corde du côté correspondant est immobile, indice probable d'une arthrite crico-aryténoïdienne; cette corde est rouge, œdématiée, irrégulière. Le côté gauche présente des traces d'anciennes ulcérations; quoique épargné momentanément, il est le siège d'un certain gonflement inflammatoire. L'orifice glottique est notablement rétréci.

Le malade est aphone, il se plaint de douleur pendant les mouvements de la déglutition; le passage des liquides est aussi douloureux que celui des aliments solides; nous constatons, en outre, un certain degré de dyspnée avec cornage. Nous instituons aussitôt le traitement sulfureux pendant quatre à cinq jours avec sources fortes pour faciliter l'élimination du mercure arrêté dans la trame de l'organisme, et ensuite les frictions mercurielles combinées aux bains, boissons, humages.

Nous examinons le malade à plusieurs reprises; chaque fois nous faisons des attouchements laryngés et nous constatons la disparition assez rapide des lésions et des symptômes fonctionnels.

Après un mois de traitement thermal au moment du départ, l'examen laryngoscopique ne dévoile aucune trace d'ulcération; la voix a repris son timbre à peu près normal; la respiration se fait amplement et l'état général est très amélioré; le malade part de Luchon entièrement guéri.

Observation II.

N... (Louis), âgé de trente-cinq ans, se présente à nous dans un état d'anémie très prononcé, au teint décoloré. Jusqu'à l'âge de trente ans, il a joui d'une assez bonne santé; rien à signaler au point de vue des antécédents héréditaires; c'est à cette époque qu'il a pris un chancre infectant. Trois ans après, il s'aperçut qu'il avait une altération de la voix, sensible surtout quand il voulait chanter. La voix, qui se cassait chaque jour davantage, finit plus tard par s'éteindre complètement, pendant que survenait un certain degré de gêne respiratoire. Son médecin, soupçonnant des accidents spécifiques du côté du larynx, l'adressa à un spécialiste qui le soumit à un traitement énergique, grâce auquel la dyspnée disparut et la voix s'améliora sans reprendre toutefois son timbre normal.

Les accidents survinrent de nouveau il y a deux mois; les accès de suffocation devinrent plus fréquents; un nouveau traitement conjura tout danger. Mais comme la guérison s'accomplissait très lentement (le malade, qui était un fumeur endurci, n'obéissait qu'imparfaitement à la défense de fumer prescrite par son médecin) et que, d'autre part, les doses mercurielles absorbées avaient entraîné un certain degré d'anémie, le malade se décida à venir nous consulter.

L'état cachectique du malade nous fit penser à une de ces formes hybrides de syphilis et de tuberculose laryngées que l'on rencontre parfois; l'auscultation fut négative.

A l'examen au laryngoscope, l'épiglotte se montre déchiquetée, réduite à la forme d'un moignon; sur sa face laryngée, on remarque des excroissances, véritables tumeurs papillaires. Les replis ary-épiglottiques sont intacts; celui de droite est légèrement œdématié. La région inter-aryténoïdienne est gonflée, bosselée et présente une sorte de saillie; elle est rouge et cette rougeur est plus accentuée à droite. Sur la bande ventriculaire droite, on constate la présence d'une ulcération profonde, occupant principalement le tiers postérieur; ses bords sont irréguliers, épaissis et fortement élevés; le fond est pourvu d'un enduit blanc jaunâtre. Le gonflement de cette bande est assez considérable pour recouvrir la corde vocale correspondante, qui est également rouge et tuméfiée. La tuméfaction de cette bande empiète sur le côté gauche qui présente aussi une teinte un peu œdématiée. La voix est éteinte et la respiration s'opère avec quelque difficulté.

Nous conseillons un traitement essentiellement sulfureux dans le but de combattre cette cachexie mercurielle; nous prescrivons en bains, boissons et humages des sources fortement sulfureuses. Les forces reviennent, l'appétit reparaît, la respiration devient plus facile et les lésions laryngées, que nous suivons de près, offrent un meilleur aspect; nous laissons ainsi pendant douze jours le malade soumis à ce traitement; après cette période, nous conseillons quelques frictions mercurielles. La cure thermale est continuée pendant un mois.

Au moment du départ, la santé est si bien améliorée et la respiration se fait si aisément, que le malade peut faire sans fatigue une longue excursion. A l'examen, nous ne constatons aucune trace d'ulcération et l'œdème inflammatoire a complètement disparu; seules, les excroissances de l'épiglotte sont encore là, mais leur volume a diminué.

Traitement. — On voit avec quelle rapidité des lésions déjà anciennes ont cédé au traitement sulfureux et mercuriel, alors que le traitement spécifique seul était resté infructueux.

Avant d'aborder l'étude des sulfureux, nous devons signaler certains modes de traitement auxquels les malades sont parfois obligés d'avoir recours même après la guérison obtenue grâce à la médication que nous recommandons, lorsque le passage de l'air est obstrué soit par du tissu inodulaire rétracté, soit par des végétations ou excroissances que nos eaux sont impuissantes à faire disparaître. Dans ces cas, il est indispensable de recourir ou à la trachéotomie ou à la dilatation au moyen de tubes de différentes dimensions; les tubes les plus recommandés par les spécialistes sont ceux de O'Dwyer. John Mackensie, Cohen Leffert conseillent les incisions en même temps que le tubage. Luc s'est bien trouvé du curettage, soit avec les curettes d'Heryng, soit avec la pince de Krause.

L'impuissance du traitement classique dans les deux observations précédentes, le résultat obtenu par nos sources et leur efficacité en pareil cas doivent nous engager à chercher comment un pareil résultat a été obtenu et à connaître la nature de nos eaux; tel est le but de la seconde partie de notre travail.

L'emploi des eaux sulfureuses dans les laryngites remonte à une époque très avancée; dès la plus haute antiquité, les vapeurs sulfureuses étaient conseillées dans les affections respiratoires. C'est ainsi que nous voyons Aristote recommander certaines eaux minérales à cause de leurs vapeurs sulfureuses. Ne sait-on pas que Galien envoyait ses malades en Sicile respirer les émanations sulfureuses des volcans? Abandonnées après la chute de l'empire romain, elles sont peu employées pendant le moyen âge.

Ce n'est qu'à partir du XVIe siècle qu'elles sont de nouveau recommandées et, dès cette époque, nous trouvons des cures de maladies vénériennes faites par les eaux sulfureuses. Cependant, il n'y a que de rares mentions : En 1530, Frascator signale les eaux sulfureuses comme adjuvantes du mercure; puis Cabias (1622), Plater (1696), Borie (1714), Astruc (1730), Fantoni (1738) vantent l'efficacité des eaux dans la syphilis, mais à la condition que leur emploi aura été précédé d'un traitement antisyphilitique. Pour la plupart de ces auteurs, les eaux sulfureuses ne sont que des adjuvantes des remèdes spécifiques et deviennent parfois réparatrices des mauvais effets produits par le mercure.

Il nous faut arriver à Théophile Bordeu (1746), celui qui a été surnommé le *père de l'hydrologie,* pour voir la question traitée d'une façon sérieuse et complète. Nous trouvons, en effet, dans ses écrits « que les eaux étaient utiles pour toutes sortes de blessures pourvu que Mars seul les eût causées ». Plus loin, il considère les eaux comme un adjuvant du mercure, c'est ce qui ressort du passage suivant puisé dans ses *Recherches sur les maladies chroniques :* « Nous ne pensons pas que nos eaux guérissent les maux vénériens, mais le mercure serait-il le seul remède contre cette affection? Il faut espérer qu'on déterminera mieux un jour le caractère particulier de la vérole et l'étendue des propriétés du mercure. Et si, comme le pense Baillou, le mercure est une sorte de levier dont nous nous servons pour déraciner et emporter avec force les maladies, nos eaux ne pourraient-elles pas procurer cette résolution ou du moins seconder pour beaucoup l'action du mercure qui l'opère? »

En 1760, son frère François Bordeu, dans une lettre publiée par le *Journal de Médecine et de Chirurgie* (t. III, p. 175), citait les bons effets obtenus dans les maladies vénériennes par l'emploi des eaux sulfurées de Barèges.

Depuis cette époque ont paru de nombreuses publications, dont les principales sont dues à Daquin, Despine, Beaumès, Fontan, Bertier, Astrié.

Fontan démontre dans un mémoire que les eaux de Luchon sont efficaces pour remonter un organisme affaibli par la cachexie mercurielle et qu'elles peuvent donner aux préparations hydrargyriques toute leur vertu curative.

Pégot en a constaté les bons effets chaque fois qu'il y a saturation mercurielle; il emploie les eaux concurremment avec le mercure. Pour cet auteur, en provoquant au dehors certains principes latents et en produisant une excitation, ces eaux peuvent servir de pierre de touche pour s'assurer si un syphilisé qui a suivi un traitement est radicalement guéri, lessivé.

Pour Lambron, les eaux n'ont rien d'antisyphilitique; mais, données modérément, elles peuvent continuer la cure au moyen du mercure arrêté dans l'économie et produisent ainsi parfois une guérison radicale. « Ne semble-t-il pas, dit-il, que chez certains malades soumis pendant longtemps au traitement spécifique, le mercure, qui traverse avec tant de peine certains organes parenchymateux, s'était arrêté dans la trame organique, faits expérimentalement constatés par Orfila, et que les eaux n'ont paru avoir seules d'effet curatif que parce qu'elles ont rendu à ces composés albumino-hydrargyriques la fluidité qui leur manquait pour continuer ou achever la guérison. »

Pour Durand-Fardel, les sulfureux exercent une action favorable sur les lésions spécifiques, en modifiant l'altération de la constitution engendrée par la cachexie mercurielle.

Ferras, dans un mémoire publié en 1883, démontre que les eaux employées en même temps que le mercure peuvent empêcher la salivation, la gastralgie, etc. Doit-Lambron, Estradère, citent de nombreux cas de guérisons obtenues par l'emploi simultané du mercure et des sulfureux.

De ces nombreuses citations basées sur de longues

observations, il ressort que les eaux sulfureuses ont donné entre les mains des savants hydrologues des résultats que n'aurait pu fournir le traitement spécifique employé isolément.

Les bienfaits obtenus par cette médication se manifestent également pour toutes les parties de l'économie, et si l'attention des hydrologues n'a pas été attirée par les résultats obtenus du côté du larynx, c'est que cet organe n'était pas connu et que ses lésions ne pouvaient être rigoureusement diagnostiquées. Mais depuis la découverte du laryngoscope de nombreuses observations nous ont appris à connaître la syphilis laryngée; aussi, était-il naturel de penser que les brillantes cures faites par nos eaux dans la diathèse spécifique devaient porter leur bénéfice dans le larynx comme dans le reste de l'organisme.

Toute l'attention portée par les spécialistes sur le larynx est parfaitement justifiée par l'importance de cet organe, qui n'est pas seulement un appareil vocal, mais aussi une des parties essentielles de l'arbre aérien, et qu'il sert non seulement à transmettre des sons, mais aussi à la circulation de l'air; c'est pour cela que nous devons surveiller attentivement toutes les lésions syphilitiques susceptibles d'entraver la respiration.

Tantôt c'est un œdème inflammatoire qui rétrécit la cavité laryngienne, ailleurs c'est une vaste ulcération ou des végétations polypoïdes qui menacent de produire l'asphyxie. Il faut, dans ces cas menaçants, donner du mercure à haute dose. Mais le patient aura-t-il assez d'énergie pour supporter un traitement aussi vigoureux? C'est alors, il faut le reconnaître, que les eaux sulfureuses sont d'une efficacité incontestable, car elles facilitent l'élimination du mercure qui aurait pu, dans bien des circonstances, amener chez le malade une détérioration de son organisme, une cachexie profonde, sans arrêter les désordres spécifiques du larynx. Grâce à une médication active facilitée par l'administration des eaux, il est fréquent de voir les lésions rétrocéder et l'état général s'améliorer.

Comment agissent ces eaux; quelles sont leurs propriétés physiologiques?

Les eaux de Luchon font partie de la classe des sulfurées sodiques, dont le principe sulfureux serait, d'après Filhol, un monosulfure de sodium; d'après Fontan, Garrigou, un sulfhydrate de sulfure de sodium avec dégagement abondant d'acide sulfhydrique.

Ces eaux possèdent, en outre, diverses substances (sulfites, hyposulfites, silicates, soude, potasse); mais c'est surtout au premier agent chimique que revient leur action générale et principale.

Les théories varient pour expliquer de quelle façon agissent les eaux introduites dans l'organisme. Millon et Laveran nient que le soufre puisse être absorbé en nature. Griffith démontre, au contraire, que le soufre est absorbé en nature. Pour Mialhe, son absorption serait influencée par les carbonates alcalins contenus dans le tube digestif, qui le transformeraient en sulfites et hyposulfites alcalins, composés solubles et par conséquent absorbables. Mialhe pense qu'une partie du sulfure de sodium se transformerait en sulfite et hyposulfite dans le torrent circulatoire, tandis que le reste s'oxygénerait de plus en plus.

D'un autre côté, voici ce que nous apprend la clinique sur l'action physiologique de ces eaux prises en boisson, bains, douches, humage, etc. Elles ont pour but d'exciter tous les systèmes de l'économie, d'activer la nutrition et l'assimilation, et de stimuler le système nerveux.

Grâce à leur alcalinité, elles fluidifient la fibrine du sang sans en altérer les globules; elles agissent comme moyen résolutif, fondant, évacuant, expectorant. Leurs deux principales propriétés sont : l'*ex itation* et l'*altération*. On comprend déjà toute leur efficacité dans les affections chroniques, diathésiques, constitutionnelles et notamment dans la syphilis.

Cette dernière, en effet, essentiellement virulente et infectieuse, quoique toujours identique, peut se présenter sous des allures variables et une marche plus ou moins rapide chez des individus présentant des différences d'âge, de tempérament et de constitution.

Notre but est : 1° d'attaquer le virus syphilitique; 2° de mettre le syphilisé dans les meilleures conditions pour résister à l'infection et supporter le traitement.

C'est surtout dans les cas de syphilis rebelles à l'action médicatrice et en présence de l'impuissance du mercure ou des iodures qu'on doit recourir à la cure sulfureuse. Nous conseillons alors le traitement mixte, c'est à dire l'emploi simultané de nos eaux sulfureuses et du mercure. Sous l'influence des eaux minérales « le mercure, dit Constantin James, pourra être administré sans danger et même faire disparaître les lésions que son usage immodéré aurait déjà causées, ces eaux possédant la propriété de faire disparaitre les accidents dus à l'emploi du mercure ».

Enfin, s'il est reconnu, comme le signale Lambron, que le soufre détruit les végétaux parasitaires, tels que l'oïdium, le blanc des rosiers, ne pouvons-nous pas nous demander avec lui si les sulfureux ne jouissent pas par eux-mêmes d'une action destructive sur les microbes, bactéries et sur les liquides virulents?

Comme nos prédécesseurs, nous n'attribuons aux sources sulfureuses aucun pouvoir antisyphilitique. Elles n'ont qu'une action, celle de relever les forces vitales, de donner à l'économie la force nécessaire pour rejeter au dehors le ferment et anéantir dans notre corps l'état virulent.

Cependant, il est fréquent de voir des lésions syphilitiques rétrocéder et guérir par l'emploi des *eaux sulfureuses seules*. Ces guérisons ne sont qu'apparentes et, comme Pégot, nous pensons qu'elles ne sont produites que chez des individus saturés de préparations mercurielles; grâce à la propriété qu'ont les eaux de rendre fluides les produits albumino-hydrargyriques arrêtés dans nos organes et de les faire rentrer dans la circulation (Astrié) et par conséquent de rendre au mercure ses effets curatifs, on conçoit facilement que les accidents spécifiques puissent disparaître et faire croire à la curabilité de la syphilis par les eaux sulfureuses. La guérison se montre sous un aspect plus saisissant si l'absorption exagérée des médicaments spécifiques a fait naître de la cachexie mercurielle; dans ces conditions, on voit l'état général s'améliorer rapidement.

De même, dans la cachexie syphilitique, le virus a tellement envahi l'économie qu'il en résulte un dépérissement plus ou moins profond de l'organisme. Cet état cachectique ne vient pas toujours de l'intensité que prend le virus; il est quelquefois le produit d'une constitution pauvre, d'un tempérament lymphatique ou scrofuleux.

Les eaux sulfureuses agissent dans ces cachexies à titre de médication reconstituante; elles donnent à l'économie une activité qui lui permet de lutter contre la marche de la faiblesse.

De ces considérations, il est facile de conclure, ce que démontre l'expérience, que si l'élimination du mercure est favorisée par les eaux, les accidents engendrés par ce métal, tels que stomatite, salivation, ramollissement des gencives, coliques, diarrhées, ne se produisent jamais pendant l'administration simultanée des deux médications.

En vertu de l'excitation produite par les sulfureux ou leur calorique, suivant James, excitation qui se traduit plus particulièrement sur la peau, les eaux peuvent rappeler les manifestations syphilitiques et faire surgir certaines lésions dans quelques cas de syphilis latentes; elles permettent de révéler certaines syphilis larvées, de mieux déterminer le diagnostic et par conséquent d'instituer un traitement plus rigoureux et mieux approprié.

Comment devons-nous administrer les eaux? Le syphilitique, ainsi que nous l'avons déjà dit, offre des lésions dont l'intensité diffère avec des tempéraments divers, les uns étant arthritiques, les autres scrofuleux, d'autres lymphatiques; pour chacun le traitement devra varier, certains ayant besoin de sources excitantes, d'autres de sources sédatives. C'est à ce point de vue que Luchon, par la variabilité de ses eaux et la multiplicité de ses griffons, permet au médecin d'instituer une médication appropriée à chacune des conditions qui ont présidé à l'évolution de la maladie.

Luchon possède, en effet, 48 sources sulfurées sodiques, dont la température varie entre 30° C. (source d'Etigny n° 2) et 66° (source Bayen), et dont la sulfuration varie également entre 0g0064 de sulfure de sodium par litre (source Richard tempérée inf. n° 1) et 0g0786 (source Bayen) et 0g0915 (source Bosquet).

A réaction alcaline, elles laissent dégager une assez grande quantité d'acide sulfhydrique et d'azote (Bayen, Reine, Bordeu, Pré, Grotte, Richard sup.), propriété excessivement précieuse pour le humage.

Exposées à l'air libre, les unes, par transformation de leur monosulfure en polysulfure, acquièrent une coloration verdâtre sans perdre de leur substance (Grotte, Bosquet, Richard nouvelle, Bordeu, Etigny).

Les autres, après avoir jauni, subissent une transformation plus complète, par laquelle du soufre précipité donne à l'eau une coloration blanche (Ferras, Blanche, Reine, Richard ancienne).

Comme on le voit par ce résumé succinct, Luchon possède une véritable gamme où se trouvent réunies les plus faibles sulfurations et les plus fortes, des températures moyennes et des températures fortes; aussi peut-on les utiliser avec fruit dans toutes les périodes de la syphilis et varier le traitement comme il conviendra.

Quand le malade est porteur d'infiltrations étendues avec œdème inflammatoire, s'il y a menace d'asphyxie et si, d'autre part, le malade est vigoureux, il faut sans hésiter recourir aux sources les plus sulfurées et les plus excitantes; si l'asphyxie n'est pas à redouter, que l'organisme ne soit pas saturé de mercure chez des malades où le traitement aura été mal suivi, ou mal supporté, ou n'aura produit que peu d'effets, nous conseillons les sources moyennes fortes, tout en étudiant la tolérance du sujet, et nous arrivons, après cinq à six jours, aux sources les plus sulfurées et les plus excitantes. Si le malade est lymphatique, scrofuleux, anémique, nous procédons avec prudence, nous surveillons sa tolérance et nous commençons par les sources moyennes pour terminer par les sources douces.

Dans le cas où l'on aurait affaire à des constitutions délabrées, à des cachectiques, nous employons, tout d'abord, les sources faibles jusqu'à ce que, les forces étant revenues, nous puissions entreprendre une médication plus active.

Nous donnons en même temps des préparations mercurielles dont le choix n'est pas indifférent. Nous donnons de préférence le proto-iodure, le bi-iodure à des doses parfois très élevées, auxquelles nous arrivons graduellement, tout en surveillant avec la plus grande attention les effets thérapeutiques. Nous avons donné parfois d'autres préparations actives, telles que le sublimé corrosif, dont on ne doit pas dépasser la dose de 3 centigrammes. Certains médecins ont dépassé cependant la dose de 4 centigrammes.

Nous signalerons les injections de peptone mercurique, efficaces dans les cas graves ; notre confrère le Dr Estradère a publié, en 1887, trois observations de syphilitiques, chez lesquels il a employé avec succès cette médication.

Nous prescrivons en même temps l'iodure de potassium, que l'on peut donner séparément ou associé au mercure. Dans les cas où il faut agir promptement, nous joindrons les frictions mercurielles.

Si le malade a pris du mercure à l'excès, s'il est en état de cachexie mercurielle, nous prescrivons les eaux sulfureuses seules.

Quelle doit être la durée du traitement? Nous pensons qu'il est toujours nécessaire de faire une cure assez longue, d'un mois au moins, et même de la renouveler pendant deux à trois saisons.

Avant de terminer, nous désirons signaler à l'attention de nos confrères un mode de traitement qui a donné dans les différentes affections respiratoires, et par conséquent dans la syphilis laryngée, des résultats vraiment merveilleux, par suite du perfectionnement apporté depuis quelques années, je veux parler du *humage*.

Grâce à la propriété qu'ont nos eaux de subir au contact de l'air une altération qui a pour résultat de dégager de l'acide sulfhydrique en grande quantité et grâce à leur thermalité, on comprendra facilement les services que peuvent rendre des vapeurs spontanément émises par nos sources, en portant directement par les inhalations d'hydrogène sulfuré le médicament jusque dans le larynx.

Luchon possède, sous ce rapport, une installation supérieure et, pour s'en convaincre, il n'y a qu'à consulter le mémoire que le Dr Frébault, professeur de chimie à la Faculté de Médecine de Toulouse, a publié, en 1886, sur *la composition des vapeurs sulfureuses employées dans les salles de humage à l'établissement thermal de Luchon.* « La plupart des stations, dit-il, ont recours à des procédés artificiels pour alimenter leurs salles d'inhalation », et plus loin : « La thérapeutique ne doit pas confondre sous le même nom de *vapeurs hydro-minérales* celles qui s'échappent naturellement de l'eau minérale et celles qu'on obtient par les procédés ordinaires. »

L'expérience est venue confirmer les espérances que nous fondions dans nos appareils de humage, car les lésions du larynx, soumises aux vapeurs sulfhydriques, ne tardent pas à s'améliorer et à disparaître, et lorsque le malade quitte notre station, le laryngoscope nous montre l'organe vocal guéri.

Bordeaux. — Imp. G. GOUNOUILHOU, rue Guiraude, 11.

www.ingramcontent.com/pod-product-compliance
Lightning Source LLC
LaVergne TN
LVHW052017160826
845678LV00003B/1082

* 9 7 8 2 3 2 9 6 5 8 0 4 9 *